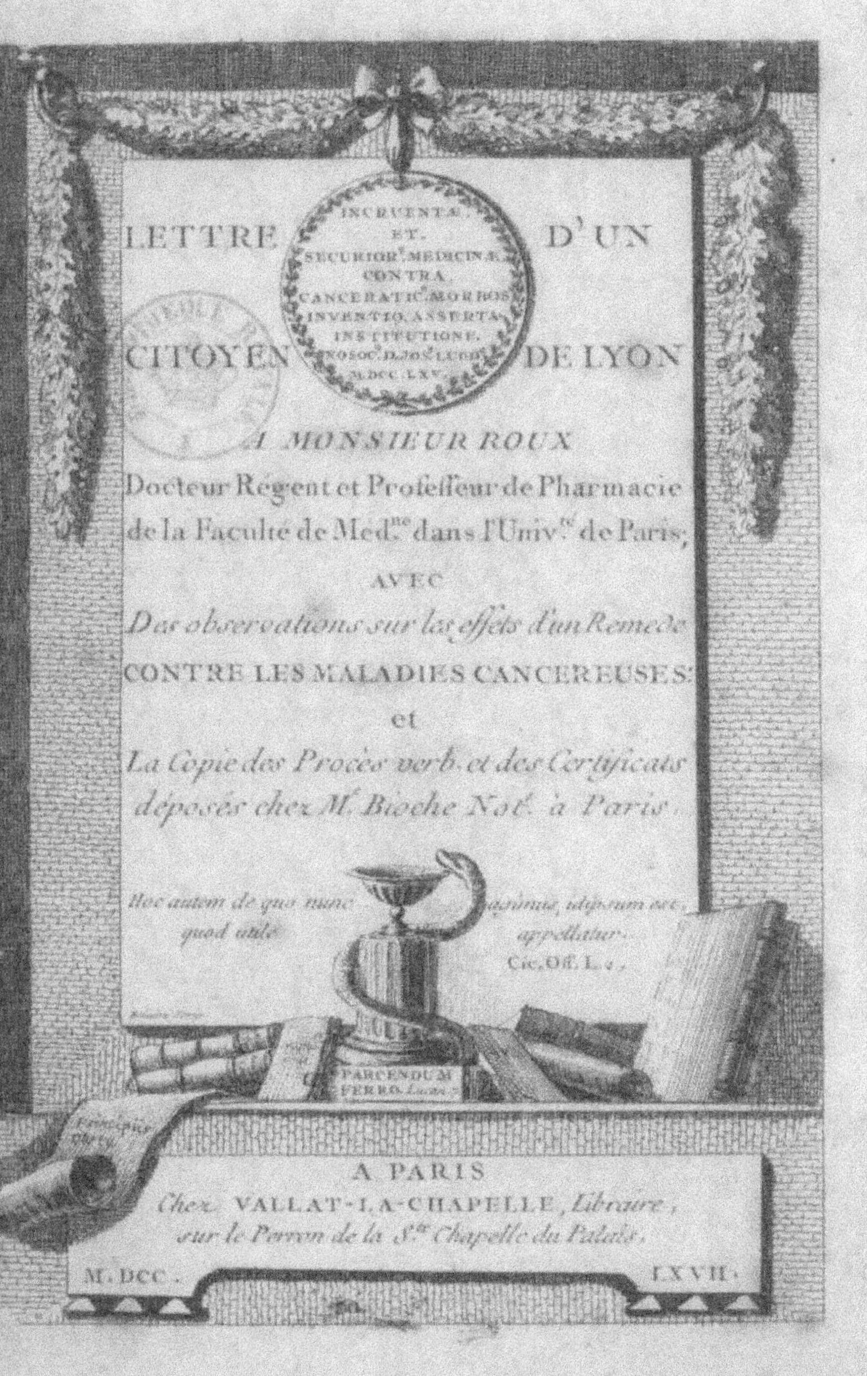

LETTRE D'UN

INCRVENTA ET SECVRIOR MEDICINAE CONTRA CANCERATIC MORBOS INVENTIO ASSERTA INSTITVTIONE NOSOC D JOS LVGD M.DCC.LXV

CITOYEN DE LYON

A MONSIEUR ROUX

Docteur Régent et Professeur de Pharmacie

de la Faculté de Méd.ne dans l'Univ.té de Paris;

AVEC

Des observations sur les effets d'un Remede

CONTRE LES MALADIES CANCEREUSES:

et

La Copie des Procès verb. et des Certificats

déposés chez M. Bioche Not.e à Paris.

Hoc autem de quo nunc agimus, idipsum vec quod utile appellatur. Cic. Off. L.r.

PARCENDUM FERRO Lucr.

A PARIS

Chez VALLAT-LA-CHAPELLE, Libraire,

sur le Perron de la S.te Chapelle du Palais.

M.DCC. LXVII.

AVERTISSEMENT.

L E Sieur GAMET, Auteur du Remede
que nous annonçons, n'a aucune part à la
publication de cette Brochure; il auroit
même desiré qu'on ne la fît pas paroître.
Assez connu dans sa Province pour y être
utile à ses Concitoyens, il n'a jamais aspi-
ré à une plus grande célébrité; & lorsque
les Malades ont eu recours à lui, après
avoir épuisé toutes les ressources de l'Art,
nous l'avons vu plus empressé à les secou-
rir, qu'attentif à faire constater leur état,
& l'inutilité des traitemens antérieurs, pour
se faire honneur de leur guérison. Les da-
tes de la plupart des piéces qu'on va lire,
sont autant de preuves de cette étonnante
indifférence.

Témoins des succès de M. GAMET, &
intimement convaincus par des expériences suivies, que beaucoup de personnes des
deux Sexes attaquées de Maladies Cancereuses, incurables par les Remedes connus,
peuvent rétablir leur santé en faisant usage
de son Spécifique, nous avons cru devoir
recueillir & publier quelques-uns de ses ef-

fets les plus intéreſſans & les mieux avérés,
afin qu'ils ſe multiplient encore davantage
pour le bien de l'humanité.

En rempliſſant ce devoir de Citoyens,
nous nous flattons de ne pas expoſer l'Auteur du Remede aux déſagrémens qu'ont
éprouvés quelquefois ceux à qui nous ſom-
mes redevables des découvertes les plus
utiles. Ce n'eſt ici qu'un recueil de Faits
authentiques, dont la connoiſſance appartient à la Société, parce qu'elle l'intéreſſe.
Qu'auroit-il à craindre de leur publication ? Il ne doit attendre que des encou-
ragemens.

EQUIDEM. PRIMAM. OMNIUM. ILLAM. COGITATIONEM
HOMINUM. QUAM. MAXIME. PRIMAM. OCCURSURAM. MIHI
PROVIDEO. DEPRECOR. NE. QUASI. NOVAM. ISTAM. REM.
INTRODUCI. EXHORRESCATIS. SED. ILLA. POTIUS. COGITE-
TIS. QUAM. MULTA. IN. HAC. CIVITATE. NOVATA. SINT. *

---

* Commencement de la premiere des Tables de bronze Antiques
conſervées dans l'Hôtel-de-Ville de Lyon.

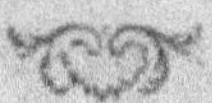

TABLE.

Fin de la Table.

LETTRE

D'UN

CITOYEN DE LYON,

A M. ROUX,

Docteur-Régent & Professeur de Pharmacie de la Faculté de Médecine dans l'Université de Paris ; avec des Observations sur les effets d'un nouveau Remede contre les Maladies Cancereuses.

Et la Copie du Procès-Verbal & des Certificats déposés chez Mᵉ Bioche, Notaire, Place Dauphine, à Paris.

A Lyon, ce 23 Février 1767.

J'AI l'honneur de vous adresser, Monsieur, un Procès-Verbal & des Certificats avec quelques Observations sur les effets d'un Spécifique contre les

A

Maladies Cancereuſes. Je ne crains pas de vous détourner un moment de vos occupations ordinaires : l'objet que je vous préſente intéreſſe la ſanté des Citoyens, dont vous vous occupez ſi utilement, en leur donnant vos ſages conſeils, & en les éclairant par vos travaux littéraires.

L'Auteur de ce nouveau Remede eſt le ſieur GAMET, Eleve de Saint Côme, & ancien Démonſtrateur d'Anatomie Comparée dans l'Ecole Vétérinaire de cette Ville. Deſtiné de bonne heure à la Chirurgie, il a fait à Paris les études qui y ſont relatives, & il continue ici de ſe perfectionner dans cet Art ſalutaire par un travail aſſidu, & par des recherches qui peuvent en avancer les progrès.

Ayant eu le bonheur de guérir pluſieurs Femmes attaquées de Maux Cancereux, ces Cures devinrent la matiere de nos converſations. Les incrédules nierent les faits, & d'autres perſonnes prétendirent pouvoir en atteſter la vérité. Un Magiſtrat (a) reſpectable à tous égards, & ſur-tout par l'élevation de ſes ſentimens, penſa qu'il importoit à l'humanité d'éclaircir ce doute, & réſolut d'établir à ſes dépens un petit Hôpital (b), afin d'y faire traiter par le ſieur GAMET, quelques pauvres Femmes dont la maladie auroit été préalablement conſtatée dans les formes juridiques.

Ce projet, qu'on ne ſauroit trop louer, a été exécuté (c) avec une généroſité digne de celui qui l'a-

---

(a) M. D. S. Conſeiller honoraire au Parlement de Paris.

(b) Dans la Maiſon de Saint-Joſeph, ci-devant habitée par les PP. Jéſuites.

(c) Voyez le Procès-Verbal d'établiſſement de l'Hôpital de Saint-Joſeph, & le Rapport de l'état des Malades fait par trois Médecins & qua-

voit formé : il a pourvu abondamment à tous les besoins des malades, &, suivant son intention, on a tenu un registre sur lequel les progrès successifs des guérisons ont été exactement détaillés, par des Médecins & des Chirurgiens préposés pour suivre le traitement.

Les effets du Remede se sont manifestés plus tôt ou plus tard sur les différens sujets, par la cessation des douleurs, par la diminution du nombre, de la dureté & du volume des glandes, par le retour du sommeil, de l'appétit & des autres signes qui caractérisent la santé chez les personnes du Sexe.

Soit que le travail de ces Filles fût nécessaire à la subsistance de leurs familles, soit ennui de la clôture, elles ont souvent importuné leur bienfaiteur pour obtenir la liberté de retourner chez elles, quand elles se sont vues délivrées de leurs douleurs; ce n'est qu'avec beaucoup de peine qu'on les a retenues tout le tems nécessaire pour s'assurer de la destruction totale du Vice Cancereux (*d*).

Outre les quatre sujets reçus à l'ouverture de l'Hôpital, il se présenta quelques jours après une cinquiéme Fille (*e*), avec un Certificat de Médecin *qui annonçoit le commencement d'un Cancer occulte difficile à guérir par les moyens connus.* On lui permit de venir prendre le Remede aux

---

tre Chirurgiens assemblés en vertu d'une Ordonnance de M. le Lieutenant Général de Lyon, page 13 & suivantes.

(*d*) Voyez les Certificats des 5 & 6 Février 1767, qui constatent que toutes ces Filles jouissent de la meilleure santé, *sans aucun retour de leur Maladie,* pag. 26 & 27.

(*e*) Marie PERRET. Voyez le rapport de sa Maladie, page 15, & le Certificat de sa guérison, page 23.

heures où on l'adminiſtroit aux autres Malades ;
& ayant obſervé le régime convenable, ſa guériſon a été opérée en moins de quatre mois.

La Cure de ces cinq Malades a été précédée &
ſuivie de quantité d'autres ; & ſi depuis environ
trois ans M. *Gamet* eût voulu prendre des Certificats des perſonnes qu'il a guéries de ces ſortes de
Maladies, il auroit pu en former un Livre tel que
ceux où l'on annonce de nouveaux Remedes ; mais
jamais il n'a cherché à donner de l'éclat à ſes ſuccès, & peut-être ſeroient-ils encore ignorés, ſans
le zèle du généreux Citoyen qui, par amour pour le
bien public, leur a aſſuré une authenticité hors d'at-
teinte.

Ce Spécifique, dont le Sexe a ſi ſouvent éprou-
vé l'utilité, n'a pas été moins ſalutaire à un jeune
homme rongé d'Ulceres chancreux, qu'on avoit
jugés incurables. Le ſecours des Remedes Mercu-
riels adminiſtré dès les premiers ſymptômes de la
maladie, par le Chirurgien Major de ſon Régiment, réitéré enſuite à Lyon pendant près de ſix
mois, & enfin à Montpellier, ſous les yeux des
premiers Maîtres, avoit envenimé le mal : chaque
jour il faiſoit de nouveaux progrès ; il n'y avoit plus
de reſſources connues dans l'Art, & le Malade at-
tendoit la mort comme le terme unique de ſes lon-
ques ſouffrances, lorſque M. *Gamet* oſa entrepren-
dre de le rappeller à la vie (*f*).

Il traite actuellement une Demoiſelle malade
depuis cinq à ſix ans, dont l'état n'étoit guère moins

____

(*f*) Certificat de M. Peſtalozzi, Doyen du Collége des Médecins de
Lyon, page 41.

déplorable. Le Vice Cancereux fixé d'abord fur la Lévre fupérieure , fous la forme d'un petit bouton , s'étoit étendu infenfiblement fur les Gencives & fur le Nez , & étoit parvenu jufqu'au grand angle de l'Œil , occupant une partie de la joue : fes parens n'avoient épargné ni foins ni dépenfes ; le mal ne cédoit ni à la cigüe qu'on faifoit venir de Vienne en Autriche , ni aux autres Remedes , quoiqu'admi-niftrés par des mains habiles. Des glandes s'étoient formées depuis deux ans dans les mamelles & fous les bras ; les levres & le nez extrêmement gonflés ; la malade ne pouvoit plus fe moucher , & elle fouffroit les plus cruelles douleurs. Les accidens de-venant toujours plus confidérables , on a enfin eu recours au fieur *Gamet.* En moins de deux mois fon Spécifique a produit des changemens heureux , qui ont étonné ceux qui en ont été témoins ; & on ne doute plus que la guérifon , déja fort avancée , ne devienne bientôt complette (*g*).

Les Maux Vénériens , les Fiévres intermittentes , & quelques autres maladies , ont leurs fpécifiques : on en cherche un depuis long-tems contre le Vi-rus Cancereux. On s'étoit flatté de l'avoir trouvé

(*g*) Cette Malade , dont l'état fâcheux a été fi connu dans cette ville , eft Mademoifelle Saillant Leon , qui demeure dans notre Hôtel-de-Ville. Ses douleurs ont entierement ceffé , toutes les glandes ont difparu , les ulceres fe font cicatrifés , & les croûtes tombées de la joue ont laiffé la peau nette. Le nez & les gencives font prefque revenus dans l'état naturel , & la malade fe mouche avec facilité. Elle a rendu par cette voie de petites portions de l'os Ethmoïde exfolié , & il ne refte que quelques croûtes fur la lévre , qu'on s'attend à voir bientôt difparoître , comme celles qui couvroient la joue. Alors les Miniftres de la fan-té , à qui feuls il appartient de prononcer , attefteront une guérifon fi intéreffante.

dans l'usage de la Belladona & de la Cigüe : le Remede de M. Gamet, que nous avons vu triompher tant de fois de ce mal rébelle, aura sans doute un sort plus heureux ; on ne dira plus :

Nec reperire, MALUM *id, poßunt, quæ machina vincat.*
Lucret. l. 4.

C'est en traitant gratuitement des personnes indigentes, que l'Auteur s'est assuré de la propriété de son Spécifique ; il l'a employé ensuite plus d'une fois, sans autre intérêt que celui de soulager l'humanité : malheureusement sa fortune ne lui permet pas de multiplier des actes de bienfaisance qui seroient très-nécessaires. Vous le savez mieux que moi, Monsieur, cette Maladie redoutable se manifeste sous bien des formes ; elle répand son venin mortel dans la masse des liquides, qu'elle corrompt ; dans le systême des solides, qu'elle détruit ; & souvent elle exerce sa cruauté dans les glandes & dans les visceres, qu'elle ronge & qu'elle déchire, conduisant toujours ses victimes à la mort par les souffrances & par les tourmens.

Lorsque les Observations sur ce Remede seront multipliées, ses effets seront plus généralement reconnus & recherchés ; les amis de l'humanité n'auront point à craindre de voir périr avec son Auteur une découverte aussi précieuse ; elle méritera l'attention du Gouvernement, qui en deviendra le dépositaire.

J'ai l'honneur d'être, &c.
L. C. D. S.

Cum igitur aliqua species utilitatis objecta est, nos commoveri necesse est.
Cic. Offic. l. 3.

OBSERVATIONS

Sur les effets du Remède du sieur GAMET.

Sans connoître la nature du remede de M. *Gamet,* on peut juger de son utilité par ses effets.

Il n'y a pas d'apparence qu'on essaie de répandre des doutes sur la certitude des faits ; ils sont consignés dans un Procès-Verbal authentique, & dans des Certificats donnés par des Médecins & des Chirurgiens d'un mérite connu. On ne présumera jamais que les Maîtres de l'Art aient mal vu, encore moins que trompant la confiance publique, sous les yeux d'un premier Magistrat, ils aient voulu compromettre leur réputation, pour donner une célébrité passagere à un Remede inconnu qui devoit leur être suspect, au moins par sa nouveauté.

Les cinq Filles qui en ont fait usage à l'Hôpital de Saint Joseph, étoient sans contredit dans un état dangereux. Personne ne pouvoit répondre de leur guérison, parce que la Médecine ne connoît point de moyens assurés pour vaincre cette Hydre si souvent renaissante. *Ces glandes squirreuses* & ces fâcheux symptômes énoncés dans le Procès-Verbal, comme *ayant pour principe un Vice Cancereux,* aboutissent ordinairement à des ulceres accompagnés de douleurs atroces, & dont il est presqu'impossible d'arrêter les progrès.

. . . . *Malum, latè solet immedicabile, Cancer Serpere, & illæsas vitiatis addere partes.*

Ovid. Met. L. 2.

A iv

Les secours que l'Art présente, jettent la terreur & la consternation dans l'ame des Malades ; il en est qui ont préféré une mort presque certaine à des opérations effrayantes, dont tout le monde sait que les suites ne sont pas toujours heureuses. Combien d'exemples funestes pourroit-on citer ? On en trouveroit sans sortir du cercle de ses connoissances, souvent même dans sa propre famille.

Le nouveau Remede est une composition ordinairement liquide, qui détruit insensiblement la cause du Mal, en purifiant peu-à-peu le sang du Vice qui l'entretenoit. La circulation porte partout la vertu salutaire de ce Spécifique, qui produit son effet sans troubler l'économie animale, & n'expose les Malades à aucun accident.

Il est bien prouvé que toutes les Malades de l'Hôpital de Saint Joseph ont été soulagées en moins de quinze jours. Chaque visite faisoit appercevoir des changemens favorables, & il n'est aucune de ces Femmes qui n'aient été délivrées de toutes les especes de douleurs dont elles se plaignoient avant leur traitement. Toutes ont recouvré le sommeil, l'appétit, & les autres attributs de la santé.

ANNE GORGERON, dont on avoit jugé *l'état Cancereux le plus avancé*, est sortie de l'Hôpital ayant *le teint frais*, & *jouissant d'une bonne santé*, sans qu'il parût sur son Sein *le moindre vestige* d'une glande *adhérente* au tégument dont le diamètre avoit été reconnu *de deux pouces & demi*.

MARIE PERRET qui depuis deux ans & demi avoit

dans les deux Mamelles des glandes *dures & dou-*
loureuses , & dont l'état, conftaté par un Médecin , *annonçoit le commencement d'un Cancer occulte ,*
difficile à guérir par les moyens connus , a recouvré
la fanté en moins de quatre mois : & à la vifite
du 23 Juillet , il ne s'eft trouvé *aucune trace* de
glandes dans l'un ni dans l'autre fein.

MARGUERITE BOURGET , fuivant le rapport du
même jour , n'avoit plus *d'engorgement dans le*
fein droit , ni fous l'aiffelle du même côté , & quant
au fein gauche , la glande qui étoit très-dure &
très-fenfible , s'étoit diffipée , pour ainfi dire , en-
tiérement , il n'y reftoit plus *qu'un léger engorge-*
ment , & elle étoit beaucoup mieux réglée qu'auparavant.

Les glandes de CATHERINE SERVET ont été
peu-à-peu ramollies & diminuées. Elle fe trouvoit
fi bien , lors de cette vifite , qu'elle demanda à fe
retirer , ce qui lui fut accordé.

Quant à CHARLOTTE CHATILLON , il confte par
le rapport du 20 Août 1766 , que fes glandes ,
d'abord au nombre de fept , *toutes fort douloureu-*
fes , & caufées par un Vice Cancereux , fe font
trouvées réduites à trois , deux dans le fein droit ,
& une dans le fein gauche ; l'exiftence de celle-ci
fi peu fenfible , qu'il n'en a pas été fait mention
dans une vifite poftérieure de deux jours , le Chirurgien , excellent Anatomifte , n'ayant rien trouvé
que de naturel dans ce fein gauche. Suivant les deux
rapports , les glandes reftantes étoient *confidéra-*

blement diminuées & exemptes de toute douleur.

Tous les autres symptômes avoient entiérement disparu dans ces deux Filles, comme dans les trois premieres, & toutes cinq jouissent encore d'une santé parfaite, *sans aucun retour de leur maladie.*

La fonte de ces restes de glandes qui n'avoient plus rien de Cancereux, se seroit achevée insensiblement, en continuant plus long-temps l'usage d'un Remede qui, après en avoir tout-à-fait dissous le plus grand nombre, avoit considérablement diminué le volume & la dureté des autres. La même cause auroit continué de produire les mêmes effets.

Si on eût voulu résoudre plus promptement le peu qui restoit de ces glandes, on y seroit parvenu par l'application du Cautère qui a si bien réussi sur ANNE GORGERON, comme il est prouvé par le rapport du 25 Août 1766. Le sieur Gamet s'étoit déjà assuré par d'autres épreuves que cette opération, si peu pratiquable sur une glande Cancereuse, est exempte de danger après qu'on a usé de son Remede pendant le temps convenable (*a*).

Les Cancers ouverts n'étant que des développemens des Cancers occultes, le même Spécifique n'est pas moins efficace pour les uns que pour les autres, à moins que le Mal ne soit extrémement invétéré. Alors les Liquides pourroient se trouver tellement décomposés, qu'il n'y auroit plus moyen d'en rétablir l'équilibre & le concours. Mais quel Malade attendroit cette affreuse extrémité, s'il savoit qu'il y a des moyens sûrs & faciles de détruire

---

(*a*) Voyez le Certificat de la guérison d'un Cancer occulte, page 12.

le Mal avant qu'il soit parvenu à ce dernier période (*b*) !

La Cure étonnante de M. De.... & les effets du traitement de la D^lle SAILLANT LÉON, sont des préjugés bien consolans pour ceux qui auront le malheur de se trouver dans le même état. Ils confirment l'utilité du Spécifique pour la curation des Cancers & des ulceres qui en portent le caractere, & peut-être conviendra-t-on bientôt que ceux de la Matrice, regardés aussi presque toujours comme incurables, ne sont pas inaccessibles à la vertu de ce Remede (*c*). Pour en bien apprécier tout le mérite, il faudroit une plus longue suite d'expériences. En attendant, on ne sauroit douter que la Médecine ne puisse trouver dans cette découverte des secours qui lui ont manqué jusqu'à présent contre un fléau des plus redoutables entre ceux qui affligent le genre humain.

(*b*) Les Spécifiques les plus sûrs ne sont pas toujours efficaces. Dans le grand nombre d'épreuves faites par M. *Gamet*, il a reconnu deux fois l'insuffisance de son Remede : la premiere, sur une femme âgée de soixante-quinze ans, dont le Cancer ancien & ulcéré étoit devenu adhérent aux côtes : la seconde, dans le traitement d'un Religieux de l'âge de 55 ans ; il avoit dans la gorge un Carcinome d'où découloit une sanie caustique & purulente, laquelle tombant sans cesse dans l'estomac, effaçoit l'effet du Remede, en fournissant continuellement à la masse des liquides des causes propres à entretenir le mal & à le perpétuer.

(*c*) Si on ne s'étoit pas fait une loi de ne comprendre dans ce petit Recueil, que des cures attestées par ceux dont le ministere est consacré à la santé des Citoyens, on auroit reclamé le témoignage de Madame la Comtesse de ... dont la guérison a fait tant de bruit. Cette Dame, aussi distinguée par ses vertus que par sa naissance, connoît les droits sacrés de l'humanité ; elle pense trop supérieurement pour refuser la connoissance de ce fait aux personnes de son sexe qui seroient intéressées à l'approfondir.

Non ignara Mali, miseris succurrere disco.

Æneid. l. 1.

Les personnes qui se sentiront attaquées de Maladies Cancereuses, doivent lire avec la plus grande attention les pieces ci-jointes, qu'on ne publie que pour leur utilité. Elles pourront y reconnoître les symptômes qui se manifestent chez elles, & les accidens qui leur arrivent. En comparant leur état avec celui où ont été les Malades traités par M. *Gamet*, les effets opérés par son remede, avec les effets de ceux dont elles auront fait usage, elles seront en état de se décider, avec le conseil de leur Médecin, sur le parti qu'elles auront à prendre pour se soustraire aux dangers dont elles sont menacées par cette épouvantable Maladie.

Si des succès qui se soutiennent depuis près de trois ans dans une des premieres Villes du Royaume, si des Guérisons opérées sous les yeux du Magistrat, avec l'appareil & la précaution des formes judiciaires; si enfin les Témoignages multipliés des Médecins & des Chirurgiens ne sont pas des preuves convaincantes pour ces personnes qui doutent toujours de tout ce qui les étonne, jusqu'à ce qu'elles aient vu par elles-mêmes ; tout le monde conviendra au moins que les préjugés en faveur de la découverte de M. *Gamet* sont très-légitimes, & on n'accusera pas d'imprudence les Malades qui tenteront de rétablir leur santé, le plus précieux de tous les biens, par l'usage d'un Remede dont les bons effets sont si bien constatés.

PROCES-VERBAL

ET CERTIFICATS

*Qui constatent les effets du Remède
de M. GAMET,*

CONTRE LES MALADIES CANCEREUSES.

...... Fides rebus tamen est adhibenda probatis.

Ovid. Met. l. xv.

PROCÈS-VERBAL

De l'établissement de l'Hôpital de S. JOSEPH,
& Rapport de l'état des Malades.

Nous BARTHELEMI-LÉONARD-PUPIL DE MIONS,
Chevalier, Conseiller du Roi en ses Conseils, Premier Président en la Cour des Monnoies de Lyon,
& Lieutenant Général en la Sénéchaussée & Prési-
dial de ladite Ville : Savoir faisons que cejourd'hui
vingt-cinq Mars mil sept cent soixante-cinq, à la
Requête du Sieur Jean-Marie *Gamet*, & en vertu
de notre Ordonnance du 23 de ce mois, nous

25 Mars
1765.

nous sommes transportés à l'heure de trois de re-
levée dans la Maison de S. Joseph, accompagnés
de notre Greffier, où étant arrivés dans *l'Infirme-
rie de ladite* Maison, avons trouvé les Sieurs
PESTALOZZI, RAST Fils, & MUNET, tous trois
Docteurs du Collége de Médecine de cette Ville,
& les Sieurs COLLOMB, Lieutenant du premier
Chirurgien du Roi; FAURE & LANDRY, Maîtres
Chirurgiens de cette Ville, & le Sieur GUERIN,
Chirurgien-Major de l'Hôpital Général de l'Hôtel-
Dieu de cette Ville, avec ledit *Jean-Marie* GAMET
qui a présenté quatre Femmes malades aux susdits
Médecins & Chirurgiens, & les a priés de vouloir
bien les visiter & constater leur état; à quoi il a
été à l'instant procédé avec la plus scrupuleuse attention par lesdits Médecins & Chirurgiens, qui,
après avoir conféré entr'eux, & prêté le serment
pardevant nous, par lequel ils ont juré & promis
de procéder avec exactitude, & en leur foi &
conscience, au rapport de l'état desdites quatre
Femmes qui viennent de leur être présentées, Ont
été d'avis que la nommée CATHERINE SERVET,
fille âgée de quarante-six ans, est attaquée d'une
tumeur *Squirreuse* dans le Sein droit, roulante sans
aucune rougeur à la peau, ni aucune retraction du
Mamelon; outre cela, d'une autre glande *Squirreuse* & roulante sous l'aisselle du même côté. Suivant la déclaration de ladite Malade, ces glandes
ont commencé à paroître il y a environ trois ans;
elle y avoit senti des *douleurs lancinantes*, sur-tout
pendant la nuit; elle éprouvoit des oppressions de
temps en temps; elle étoit travaillée d'une toux
continuelle, accompagnée d'expectorations abou-

dantes. La Malade ne se rappelle pas de s'être heurté ni froissé le Sein, & ils croient devoir attribuer la cause de ces tumeurs à un *Vice Cancereux*, d'autant que ladite Malade n'est plus réglée depuis environ dix ans, & qu'elle avoit été sujette pendant long-temps à des pertes blanches qui ont disparu; & les Sieurs *Rast* & *Collomb* qui l'ont vue il y a environ un mois, ont déclaré avoir trouvé les accidens diminués depuis l'usage que ladite Malade a fait des Remedes du Sieur *Gamet*.

Et de suite ayant procédé à la visite & examen de la nommée CHARLOTTE CHATILLON, Fille âgée de vingt ans, Ouvriere Passementiere, il a été reconnu qu'elle a dans le Sein droit quatre glandes *Squirreuses inégales*, sans adhérence, sans changement dans la couleur de la peau, *douloureuses*, *lancinantes*, de l'étendue de cinq à six lignes, environ de l'épaisseur de deux à trois lignes; qu'elle avoit encore au Sein gauche trois glandes *Squirreuses*, dont deux ont à-peu-près la même étendue & la même forme que les précédentes, & une troisieme qui est plus près de l'aisselle & moins considérable. Elles sont *toutes* également *douloureuses*, suivant la déclaration de ladite *Chatillon*, qui a dit qu'elle reçut à l'âge de cinq ans un coup à la tête, après lequel elle fut sujette à la migraine; qu'elle fut réglée à onze ans après beaucoup de Coliques; qu'elle se porta alors bien jusqu'à l'âge de quinze ans : elle reçut alors un coup très-violent sur le Sein droit, qui lui fit perdre connoissance par la grande douleur : elle s'apperçut, deux jours après ce coup, d'une tumeur *douloureuse* dans cette partie, qui n'a *cessé d'augmenter*; elle reçut encore un coup de clef fur le Sein gauche l'Eté dernier, lequel coup fut fuivi à-peu-près des mêmes douleurs. La-dite *Chatillon* nous a ajouté que les bretelles, dans fon travail de Paffementiere, ont augmenté fes douleurs; qu'elle ne fit aucun remede pendant qua-tre ans & trois mois, à compter du premier coup reçu, qu'elle vint à confeil il y a fix mois; qu'elle prit fix bains de riviere de tout le corps, pendant l'Eté, fans effet; qu'elle appliqua fur le Sein des Cataplaf-mes de Morelle, de l'Urine & une liqueur qui lui eft inconnue, & qu'elle prit intérieurement des pillules fondantes, le tout fans fuccès, & qu'au fur-plus elle eft réglée exactement, mais moins abon-damment.

ANNE GORGERON. Ayant examiné & vifité ANNE GORGERON, Fille Brodeufe de fa Profeffion, âgée d'environ vingt-huit ans, ayant eu fes Regles à quatorze ans, fans aucune incommodité, fuivant fa déclara-tion, & s'étant d'ailleurs toujours bien portée, ceffa d'avoir fes Regles, il y a environ cinq à fix ans, auffi abondamment que par le paffé; qu'en-viron un an & demi, ou deux ans après cette di-minution, elle commença à reffentir des douleurs dans le Sein droit, & apperçut bientot après une petite glande qui depuis a *toujours augmenté*, & qui eft parvenue aujourd'hui à la groffeur d'envi-ron *deux pouces & demi de diamètre* : cette glande *douloureufe, même fans qu'on la touche*, a été re-connue *Squirreufe*, inégale & *adhérente* à la peau.

MARGUERIT BOURGET. Enfin il a été procédé à l'examen de l'état des Seins de MARGUERITE BOURGET, Fille âgée de vingt-deux ans, Brodeufe de fa Profeffion, & il a été reconnu qu'elle a une glande au fein gauche, *douloureufe,*

douloureuſe, engorgée, platte, inégale, du diamètre de huit à dix lignes dans le centre du Sein,
roulante ſans aucun changement à la peau ; ladite
Fille *Bourget* a encore quelques légers engorge-
mens dans le Sein droit & ſous l'aiſſelle du même
côté ; elle ſe plaint de ſentir des *douleurs vives*
dans ce côté droit : elle nous a dit qu'elle a été
réglée à l'âge de quinze ans, qu'elle ceſſa d'avoir
ſes Regles depuis l'âge de ſeize ans juſqu'à celui de
dix-ſept ; qu'elle les a à préſent exactement, mais
peu abondamment ; que depuis l'âge de ſix ans,
juſqu'à celui de vingt ans, elle a eu les glandes du
Col engorgées, ainſi que les Jugulaires & les
Maxillaires ; elle s'eſt plainte encore de *violentes*
douleurs dans les Bras, ainſi que *dans les Seins*.
Les douleurs furent ſi vives, qu'elles la détermine-
rent à ſouffrir l'ouverture d'un Cautere à la Cuiſſe
droite ; elle reconnoît que ce Cautere a diminué
ſes douleurs.

Sont au ſurplus tous d'avis que les trois dernie-
res Filles qu'ils viennent de viſiter ſont reconnues,
ainſi que la premiere, être attaquées de glandes
Squirreuſes, & ayant pour principe un VICE CAN-
CÉREUX, ſur-tout la nommée GORGERON, dont
l'ETAT CANCEREUX EST PLUS AVANCÉ.

Laquelle viſite finie, nous avons confié leſdites
quatre Filles aux ſoins dudit Sieur GAMET, &
avons enjoint à la nommée *Françoiſe Contelle* de
ſervir, veiller & nourrir leſdites quatre filles ſous
les yeux & ſelon les inſtructions qui lui ſeront don-
nées par ledit Sieur *Gamet*, & aux nommés *Claude*
Villeret, & *Catherine Mars* ſa Femme, Portiers
de ladite Maiſon de S. Joſeph, à donner auſſi leurs

foins pour le fervice defdites Malades, & de ne
laiffer entrer perfonne fous aucun prétexte, &
de quelque qualité qu'elle fût, même Médecins &
Chirurgiens autres que ceux dénommés dans le
Procès-Verbal.

Et avons à l'inftant cotté & paraphé le préfent
Regiftre par premiere & derniere page, & avons
fur les premieres feuilles fait expédier par notre
Greffier la Requête à nous préfentée par le Sieur
Gamet, l'Ordonnance que nous avons rendue fur
icelle, & de fuite le préfent Procès-Verbal, &
avons délaiffé ce Regiftre au Sieur *Gamet*, pour
y infcrire jour par jour l'état des quatre Malades
qui lui font confiées, & les différens changemens
qui pourroient furvenir pendant l'ufage des Médi-
camens, à la charge par lui de repréfenter ce Regiftre
auxdits Sieurs Médecins & Chirurgiens, toutes les
fois qu'ils viendront pour conftater l'effet des traitemens, lors de laquelle vifite ils feront également te-
nus de faire mention, fur ce Regiftre, de la fitua-
tion, & des différens périodes qu'ils reconnoîtront
dans chaque Malade en particulier, comme auffi
des changemens qu'ils auront apperçus depuis leur
derniere vifite, & de continuer ainfi jufqu'à la fin
des traitemens, pour le Regiftre alors repréfenté
à tous les Médecins & Chirurgiens qui ont procédé au préfent Rapport, y être infcrit nouveau
Procès-Verbal de l'état où feront lefdites quatre
Filles, & le tout à nous communiqué, être or-
donné ce qu'il appartiendra. A Lyon, lefdits jour
& an, & ont lefdits Sieurs Médecins & Chirurgiens figné. Ainfi figné à la minute des préfentes,
Peftalozzi, Doyen du Collége de Médecine,

Rast Fils , Médecin : *Munet* , Médecin : *Collomb* , Lieutenant : *Faure* , *Landry* , *Guerin* Chirurgien-Major : *Gamet* , *Pupil de Mions* , & *Garnier* , Greffier : collationné, signé *Garnier*.

Visites des Malades.

Le 6 Avril 1765 , à trois heures après midi , j'ai vu *Catherine Servet* qui m'a dit qu'elle *souffre beaucoup moins* qu'avant d'avoir pris le Remede , *qu'elle pouvoit se coucher sur le côté* , ce qu'elle ne faisoit pas ci - devant *sans beaucoup souffrir* ; qu'elle est purgée communément trois à quatre fois par jour ; que d'ailleurs elle boit , dort & mange , en un mot , qu'elle se porte bien. La glande dessous l'Aisselle paroît avoir *un peu diminué.*

Charlotte Chatillon a dit de même qu'elle *souffroit beaucoup moins* , & qu'elle se porte bien , mais que le Remede ne la purgeoit point. Je n'ai pu distinguer une diminution des glandes.

Marguerite Bourget a dit *la même chose* , qu'à tous égards *elle se trouvoit beaucoup mieux* ; elle a été purgée par le Remede , mais peu. Les glandes des deux Seins m'ont paru *ramollies* & sont *moins douloureuses.*

Anne Gorgeron souffre moins , sa glande n'a pas diminué sensiblement , mais la peau paroît plus *détachée. Signé* Pestalozzi.

Aujourd'hui treize Avril , nous soussignés avons reconnu que *Catherine Servet* & *Charlotte Chatillon* sont à peu près dans le même état que nous les trouvâmes , à l'exception que les douleurs qu'elles reſſentent aujourd'hui *ſont moindres* , & qu'elles ont paſſé de meilleures nuits depuis qu'elles ont commencé à uſer du Remede de M. G. Secondement, que *Marguerite Bourget* ſe trouve *ſenſiblement mieux* , en ce que la glande dont il eſt queſtion paroît ſenſiblement *diminuée* ; & à l'égard de la quatrieme, nommée *Gorgeron* , dont la glande très-groſſe a paru dans le premier examen tenir au tégument , elle s'en trouve aujourd'hui un *peu détachée* , & a paru être un peu *ramollie* : ce que nous certifions ſincere & véritable, en foi de quoi nous avons ſigné le préſent état. *Signé* Munet , *Médecin* ; Collomb , *Lieutenant* ; Faure.

27 Avril. Le 27 Avril , dans l'examen que nous avons fait de l'état de la nommée *Servet* , nous avons reconnu que la glande qui eſt ſous l'Aiſſelle eſt *ramollie & diminuée ſenſiblement* , & celle du Sein du même côté , c'eſt-à-dire, du côté droit demeure inégale , dure, & *un peu moins groſſe.*

Dudit , la nommée *Bourget* a été reconnue *moins* malade , par la *diminution* de la glande ſituée au Sein gauche ſur le mamelon. La Malade a ajouté qu'elle ſe trouvoit mieux de toute façon , par la *diminution* des douleurs qu'elle reſſentoit auparavant.

Dudit , la nommée *Gorgeron* , dont la tumeur ſur le Sein droit avoit une circonférence fort conſidérable ; cette tumeur paroît avoir *cédé* du côté des tégumens , mais le volume eſt à peu près le même.

Dudit , la nommée *Chatillon* , qui a des glandes aux deux Seins , & dont le volume eſt *un peu diminué* , ajoute qu'elle ſent *moins* de douleurs & *moins* d'embarras. *Signé* Peſtalozzi , Landry , Faure.

25 Mai. Du 25 Mai , j'ai examiné l'état de la nommée

Bourget, dans qui j'ai trouvé les glandes des deux mamelles *considérablement diminuées*, la Malade difant qu'elle ne ressentoit *aucune douleur*.

J'ai trouvé *quelque diminution* dans le volume des glandes, tant de l'Aisselle que du Sein droit de la nommée *Servet*, mais la dureté étant à peu près la même.

La nommée *Gorgeron* s'est trouvée, à quelques légeres diminutions près, dans le même état où elle étoit alors de l'examen du 27 Avril.

La nommée *Chatillon* ayant quatre glandes au Sein droit, & trois au Sein gauche, j'ai trouvé que celles du Sein droit n'ont que peu diminué, & qu'il n'en restoit qu'une au Sein gauche, *sans aucune douleur. Signé* Landry.

Le 8 Juin M. *Guerin*, Chirurgien principal de l'Hôtel-Dieu & moi, avons examiné de nouveau, avec toute l'attention possible, les quatre Malades, & avons trouvé le Sein de la nommée *Servet beaucoup moins* gorgé qu'il ne nous l'avoit paru la premiere fois, la glande du Sein & celle de dessous l'Aisselle *notablement diminuées* en grosseur, & *presque plus* douloureuses quand on les presse.

La nommée *Gorgeron* a la glande *très*-diminuée, & séparée *entiérement* de la peau.

La nommée *Bourget* est plus près de sa guérison qu'aucune des autres, la glande étant moins grosse & *considérablement* ramollie dans le Sein gauche, les glandes du Sein droit étant *très-petites & à peine sensibles*.

La nommée *Chatillon*, ainsi que les autres, se trouve mieux. De quatre glandes qui étoient au Sein droit, il n'en reste que *trois*, dont une très-

B iij

petite ; il n'en reste qu'*une* au Sein gauche , de trois qu'il y avoit ; en foi de quoi nous avons signé le présent. *Signé* Pestalozzi , Guerin *Chirurgien-Major* , & Landry.

15 Juin.	J'ai trouvé dans les quatre Malades les *mêmes diminutions* rapportées ci-deſſus. A Lyon le quinze Juin 1765. *Signé* Collomb , *Lieutenant.*

23 Juillet.	Le vingt-trois Juillet 1765 , nous nous ſommes aſſemblés pour examiner les quatre Malades dont eſt fait mention dans le Procès-Verbal.

CATHERINE SERVET nous a aſſurés qu'elle ne *ſouffroit nullement* , & qu'elle ſe trouve ſi bien , qu'elle demande de ſortir. Nous n'avons pas trouvé un changement notable dans la groſſeur des glandes , excepté dans celle de l'Aiſſelle , qui nous a paru un peu diminuée depuis la derniere viſite , le Sein étant d'ailleurs très-ramolli ; & il nous a de même paru qu'elle ne ſouffroit pas.

MARGUERITE BOURGET nous a déclaré ne ſentir *aucune douleur , quoiqu'elle fût preſſée.* Nous déclarons que nous n'avons trouvé *aucun engorgement ni dans le Sein droit , ni ſous l'Aiſſelle du même côté*; quant au Sein gauche , *la glande qui étoit très-dure & très-ſenſible , s'eſt diſſipée pour ainſi dire entièrement , & qu'il n'y reſte qu'un léger engorgement , & qu'elle eſt beaucoup mieux réglée qu'elle n'étoit auparavant.*

CHARLOTTE CHATILLON nous a dit ne plus ſentir *aucune douleur.* Nous avons reconnu qu'il ne ſubſiſte plus que *trois* glandes dans le Sein droit , des quatre qui y étoient , & qu'il n'en reſte qu'*une* ſeule de trois qu'on avoit apperçues dans le Sein gauche. Il nous paroît même que depuis la derniere visite, les unes & les autres sont *diminuées.*

La Gorgeron nous a dit ne sentir *aucune dou-leur*, mais il nous a paru que la glande étoit à peu près dans le même état depuis la derniere visite.

La visite finie, il nous a été *présenté* la nommée Marie Perret avec un Certificat de M. Rast Fils, portant qu'entre plusieurs glandes en l'un & en l'autre Seins, celles du Sein droit étoient plus dures & douloureuses que celles du Sein gauche, qu'elles subsistoient depuis plus de deux ans & demi; que celles du Sein droit avoient deux pouces & demi de longueur, & un pouce de largeur, sans inégalité dans la circonférence; il annonce que ces glandes ont un *Principe Cancereux & sont dif-ficiles à guérir par les Remedes connus.*

Après avoir attentivement examiné cette Fille, il ne nous a paru *aucun vestige desdites glandes dans l'un ni dans l'autre Seins*; en foi de quoi nous avons signé. *Signé* Pestalozzi, Munet, Collomb *Lieutenant*, Landry, Guerin *Chirurgien-Major.*

Vingt Août 1766. Cejourd'hui à trois heures de relevée, nous soussignés, conformément à l'Ordonnance de Monsieur de Mions, Premier Président en la Cour des Monnoies, & Lieutenant Général en la Sénéchaussée, nous sommes transportés en la Maison de S. Joseph, pour y examiner la *situation actuelle* de la nommée Anne Gorgeron & de Charlotte Chatillon : Nous avons trouvé la glande d'*Anne Gorgeron*, qui avoit été reconnue *Cancereuse* dans le Procès-Verbal du 25 Mars 1765, du volume *de deux pouces & demi de diamètre, adhérente à la peau*; nous

avons trouvé , difons-nous , après un examen convenable , cette glande *totalement* détruite , fans qu'il
en refte aucun veftige , ladite *Gorgeron* ayant *un
teint frais* , paroiffant fe *très-bien* porter , & nous
ayant affurés qu'elle ne *reffentoit aucune efpece* de
douleur.

CHARLOTTE CHATILLON qui , lors du Procès-
Verbal fufdit , avoit quatre glandes au Sein droit ,
& trois au Sein gauche , *toutes fort douloureufes* ,
& caufées par *un Vice Cancereux* , n'en a plus que
deux au Sein droit , & une au Sein gauche , mais
toutes confidérablement diminuées & exemptes de
toutes douleurs , felon fon rapport , paroiffant d'ailleurs jouir d'une bonne fanté ; ce que nous attef-
tons véritable , en foi de quoi nous avons donné le
préfent. A Lyon , an & jour que deffus. *Signé* Peftalozzi *Doyen du Collége de Médecine* , Munet
Medecin , Landry , Guerin.

22 Août
1766.

Vingt-deux Août 1766. Je fouffigné , certifie
que la nommée ANNE GORGERON eft *entiérement*
guérie , c'eft-à-dire , qu'il ne lui refte *aucun veftige*
de la tumeur dont elle étoit attaquée. *La caufe a
été enlevée* par l'ufage du Remede de M. GAMET ,
qu'elle a pris conftamment pendant quinze mois ,
& il m'a paru que la diffolution de cette glande
Squirreufe a été aidée par l'application d'un Cautere qui a fubfifté pendant l'efpace de deux mois ,
& dont j'ai trouvé *la cicatrice très-unie.*

Quant à CHARLOTTE CHATILLON , il ne lui
refte plus que deux glandes dans le Sein droit ,
roulantes & *fans douleur*, de fept dont elle étoit
attaquée lors du Procès-Verbal. La fonte ou diffolution des cinq glandes ont été opérées par *le*

seul effet de l'usage du Remede de M. GAMET,
& le volume des deux restantes est *considérablement* diminué. L'une & l'autre jouissent d'un *bonne
santé.* A Lyon ce 22 Août 1766. *Signé* Collomb,
Lieutenant.

*Collationné sur les Originaux, étant sur un Re-
gistre couvert de carton, cotté & paraphé par Monsieur le Lieutenant Général en cette Sénéchaussée,
lequel Registre, dont les Piéces extraites sont con-
trôlées, a été rendu à l'Exhibiteur. Ce fait par
les Conseillers du Roi, Notaires à Lyon, soussignés
en présence de Sieur* Didier Landry, *Chirurgien
gradué en cette Ville, ancien Prevôt de sa Communauté, lequel a surabondamment & en tant que
de besoin, certifié véritables lesdites Piéces & le
contenu en icelles. Fait à Lyon le vingt-cinq Août
1766. Signé* Patrin, Landry & Pachot.| *Contrôlé
à Lyon le 27 Août 1766. Reçu 29 sols 3 deniers.
Signé* Morin.

Certificat de M. R A S T Fils, *Docteur
Médecin du College de Lyon, qui cons-
tate l'état de* MARIE PERRET, *avant
qu'elle fît usage du Remede de M.* GA-
MET. *La guérison de cette Fille est re-
connue dans la Visite du* 23 *Juillet*
1765, *page* 23.

Je soussigné, certifie que MARIE PERRET, native
de Lyon, Fille âgée d'environ vingt ans, a eu il
y a trois ans des douleurs Rhumatismales vagues,
auxquelles l'humidité de la chambre de sa Mere,

Femme Blanchisseuse, dans laquelle elle couchoit ;
me paroît avoir donné lieu ; qu'à la suite de ces
douleurs elle a senti plusieurs glandes des Mamelles devenir dures, que celles du Sein droit sont
douloureuses, suivant son rapport constant, depuis
deux années & demie ; qu'elles sont beaucoup plus
dures que celles du Sein gauche ; qu'elles sont,
suivant son aveu, plus douloureuses qu'elles n'ont
jamais été ; qu'elles me paroissent un peu plus con-
sidérables qu'elles n'étoient il y a deux années ;
qu'elles ont actuellement dans ce côté droit la longueur de deux pouces & demi de haut en bas, au
milieu du Sein, & la largeur d'un pouce environ ;
qu'elles ne sont point inégales dans leur circonférence, qu'elles sont sans adhérence, sans aucun
changement de couleur à la peau, & sans aucune
augmentation sensible à la vue du volume de ce
Sein droit comparé avec le gauche. *Je pense que
la marche, l'opiniâtreté & les symptômes de cette
Maladie annoncent les commencemens d'un Cancer
occulte, difficile à guérir par les moyens connus.*
A Lyon, le 5 Avril 1765. *Signé* Rast Fils, *Med.*

Certificats qui constatent que les cinq Filles *traitées dans l'Hôpital de S. Joseph, jouissent de la plus parfaite santé.*

Je soussigné, certifie avoir vu & examiné atten-
tivement les cinq Malades qui ont été traitées à
S. Joseph, sous mes yeux, par le Sieur GAMET,
Chirurgien, dont le traitement a commencé le 25
Mars 1765, & a fini le 20 Août 1766, ainsi qu'il
en est fait mention dans les différens Procès-Ver-

baux dreſſés à cet effet (*a*), leſquelles Malades
jouiſſent *de la plus parfaite ſanté, & n'ont eu au-*
cun retour de leur Maladie ; ce que j'atteſte véritable : en foi de quoi j'ai fait le préſent. A Lyon le
5 Février 1767. *Signé* Peſtallozzi, *Doyen du Col-*
lège des Médecins de Lyon.

Le préſent Certificat , fait par M. Peſtalozzi ,
étant conforme à la connoiſſance que j'ai du bon
état des cinq Malades ci-deſſus , j'ai ſigné le préſent. A Lyon le 6 Février 1767. *Signé* Landry ,
Chirurgien gradué , ancien Prevôt.

CERTIFICATS PARTICULIERS. (*b*)

Effet du Remede ſur une Religieuſe atta-
quée de M A L A D I E S C A N C E R E U S E S
héréditaires.

Je souſſigné , Médecin ordinaire de la Communauté des Dames Religieuſes de ſainte Eliſabeth ,
ſur S. Clair à Lyon , certifie que Madame * * * ,
Religieuſe de ladite Communauté , eſt affectée depuis une douzaine d'années d'un Vice Cancereux
preſque univerſel , qui occupe notamment les deux
Seins & la Matrice avec gonflement , tenſion , dureté , douleurs exceſſives & habituelles , ce qui la
retenoit au lit depuis long-temps , lui ôtoit même
l'uſage de ſes mains , quoiqu'elle eût fait tous les
Remedes connus. Je la déterminai à tenter ceux

(*a*) Trois de ces filles n'ont continué l'uſage du Remede que juſqu'au mois de Juillet 1765.

(*b*) La date de la plupart de ces Certificats eſt poſtérieure de quinze ,
de dix-huit mois & même de deux ans , aux guériſons qu'ils atteſtent.
On ne ſoupçonnera pas ces guériſons d'être palliées.

du Sieur GAMET Chirurgien, dont j'avois vu ci-devant de très-bons effets. Après deux mois de traitemens, la Malade s'est trouvée infiniment mieux
par la diminution des douleurs & du gonflement,
par la facilité de se lever & de marcher, de rap-
procher ses mains l'une de l'autre, & je ne doute
pas que si elle eût persévéré à prendre lesdits Remedes (c), elle n'eût enfin obtenu une guérison
entiere, quoique ledit Vice Cancereux fût comme
inné en elle, sa Mere & sa Sœur aînée étant mor-
tes de la même Maladie; ce que j'atteste conforme
en tout à la vérité : en foi de quoi j'ai donné le
présent. A Lyon le 5 Février 1767. *Signé* Pestalozzi, *Doyen du College des Médecins de Lyon.*

Guérison d'un Cancer Occulte, de quatre pouces de diamètre, achevée par un Cautere, après avoir usé du Remede pendant trois mois.

En 1764 je priai M. GAMET, Chirurgien de
Lyon, de venir voir avec moi JEANNE COTON,
âgée de 50 ans, Blanchisseuse, attaquée d'une
tumeur dans le Sein droit, du volume de quatre
pouces de diamettre. Le Mamelon étoit déja ren-
tré, & la peau prête à s'ulcérer, avec des douleurs continuelles & très-vives. Les glandes Axillaires
du même côté étoient tuméfiées. M. GAMET ne fut
point de l'avis de l'opération, il me proposa l'usage

(c) M. GAMET en usage d'administrer lui-même son Remede, étoit
obligé de l'envoyer à cette Religieuse, à cause de l'éloignement du Mo-
nastere : il en est résulté quelques inconvéniens. Les envois ont été
interrompus pour des raisons qui n'auront plus lieu, lorsque la composition du spécifique cessera d'être un secret.

d'un Remede dont il avoit vu de bons effets. Ladite
Coton se mit à l'usage dudit Remede. Je m'apperçus au bout de trois mois de la diminution d'un
tiers de la tumeur du Sein , de la disparution des
glandes Axillaires , & de la cessation totale des
douleurs. Nous décidâmes alors avec M. Gamet de
tenter le Cautere Potentiel , pour faciliter la fonte
du reste de la tumeur , étant persuadés de la destruction du Vice Cancereux , opérée par le Remede interne dont avoit usé ladite Coton ; ce qui
fut exécuté , & finit la parfaite guérison de ladite
Coton dans l'espace de neuf mois. Elle a joui depuis d'une très-bonne santé : en foi de quoi j'ai signé
le présent. A Lyon le 12 Février 1767. *Signé*
Viricel , *Maître en Chirurgie, ancien Chirurgien
des deux Hôpitaux de Lyon.*

Guérison de Cancers ulcérés dans les deux Seins.

M. Gamet , Chirurgien à Lyon , me fit voir en
1765, Catherine Crebier , native de Mezieux en
Dauphiné , attaquée d'un Cancer ulcéré à chaque
Sein. J'en ai suivi le traitement pendant six mois.
Elle touchoit à sa guérison , lorsque M. Gamet &
moi lui conseillâmes d'aller prendre l'air de la campagne , où elle est restée six mois chez M*** Curé
de.... A son retour j'examinai attentivement ses
Seins ; je les ai trouvés entièrement cicatrisés ,
sans qu'il y restât le moindre vestige de sa Maladie. Elle jouit depuis ce temps de la meilleure
santé ; s'est mariée , & enfin continue à se bien
porter , l'ayant examinée hier : c'est ce que je dois
à la vérité : en foi de quoi j'ai signé le présent Cer-

tificat. A Lyon, le 12 Février 1767. *Signé* Viricel, *Maître en Chirurgie, & ancien Chirurgien de l'Hôpital-Général de la Charité & de l'Hôtel-Dieu de Lyon.*

Certificat qui confirme la même guérison.

Je soussigné, Docteur de Sorbonne, Curé de ✱✱✱✱ certifie que CATH. CREBIER, qui avoit été anciennement ma Domestique, s'étant ensuite retirée à Lyon pour y servir, fut attaquée d'un Cancer ulcéré à chaque Sein; & qu'étant hors d'état de fournir aux frais nécessaires pour sa guérison, Madame la Présidente de ✱✱✱ & M. le Chevalier D✱✱✱ l'ont soutenue par leurs charités pendant plus de six mois, & que l'air de la campagne étant plus favorable pour faciliter l'effet des remedes dont usoit ladite CREBIER, je la retirai chez moi en 1765 pendant près de six mois, durant lequel temps elle a toujours fait usage des Remedes que lui donnoit M. GAMET, Chirurgien à Lyon, prenant deux fois par jour des bols que lui remettoit ledit M. GAMET, & que sans le secours d'aucune autre application, ses Seins se sont entierement cicatrisés, sans qu'il parût aucun vestige de sa Maladie; ensuite s'est retirée à Lyon, s'y est mariée, & y jouit d'une parfaite santé; ce que je certifie vrai & s'être passé sous mes yeux : en foi de quoi j'ai signé à ✱✱✱ ce 7 Février 1767. ✱✱✱ Curé de . - ..

Guérison d'Eruptions Dartreuses compliquées avec des Glandes dans les deux Seins.

Je soussigné, Docteur en Médecine en l'Uni-

verfité de Montpellier, l'un des Médecins de l'Hôtel-Dieu de la Ville de Saint-Etienne en Forez, certifie qu'il y a environ deux ans que j'ai examiné les
Seins de Mademoiſelle ***, que j'y apperçus pour
lors des glandes *aſſez conſidérables mobiles, des
éruptions dartreuſes ſous ces mêmes parties.* Au
nouvel examen que j'en ai fait, je me ſuis con-
vaincu de la guériſon des *Dartres*, & j'ai apper-
çu une *diminution conſidérable dans ces Glandes.*
Peut-être auroient-elles diſparu entierement, ſi l'u-
ſage du Remede de M. GAMET eût été continué
plus long-tems. C'eſt ce que je dois à la vérité : en
foi de quoi j'ai ſigné. A Saint-Etienne, ce 8 Jan-
vier 1767. *Signé* Dulac, *Doĉt. Méd. de Montpel.*

Guériſon d'un Chancre au Nez, & d'autres Ulceres Cancereux.

Je ſouſſigné, certifie avoir vu, il y a environ ſix
mois, M. de *** de Saint-Etienne en Forez, dans
l'état le plus déplorable, ne pouvant ſe ſoutenir ſur
ſes jambes par ſon extrême foibleſſe, ſe plaignant
de cruelles douleurs dans toutes les parties de ſon
corps, ſans appétit, privé de ſommeil. Je vis ſur
ſon front des puſtules abondantes & anciennes. Un
chancre au nez avoit déja rongé les cartilages. Un
teſticule dur, douloureux, carcinomateux, d'un volume immenſe, ouvert & ſuppurant abondamment.
J'appris de lui que le Chirurgien Major de ſon
Régiment, attribuant au Virus Vénérien les puſtules ſuſd. l'avoit fait paſſer par les grands Remedes ;
que le peu de ſuccès de ce traitement l'engagea à
venir ici entre les mains de M. Collomb, Chirur-

gien très-expérimenté, lequel le tint inutilement dans le Mercure pendant six mois environ; que durant ce second traitement un de ses testicules s'étant gonflé & étant devenu douloureux, il avoit été, par le conseil de mondit sieur Collomb à Montpellier consulter M. *Fises* Médecin, & Messieurs *le Serre* & *Brocanod*, Chirurgiens; que ces MM. l'avoient condamné à passer de nouveau par les grands Remedes, mais encore plus méthodiquement que les premieres fois; que ce nouveau traitement, bien loin de lui être favorable, avoit occasionné la suppuration & l'augmentation énorme de son testicule; que sa foiblesse étoit venue au point, qu'au retour de Montpellier il avoit resté deux ans dans son lit, dont il sortoit à peine, & qu'il n'avoit pu se faire transporter en cette ville qu'en litiere; qu'enfin le sieur GAMET, dont le Remede pour les Maladies Cancereuses a déja fait tant de bruit, s'étant trouvé à Saint-Etienne, il engagea le sieur de *** à se transporter à Lyon, présumant que le Virus qui causoit tous ces symptômes étoit Cancereux & non Vérolique. En effet, je vis le malade dès son arrivée à Lyon; je reconnus le vice que M. GAMET avoit annoncé. Les Remedes en conséquence ont été administrés par ledit sieur GAMET avec tout le succès possible. Ledit sieur de *** est retourné chez lui parfaitement guéri; ce que j'atteste véritable, en foi de quoi j'ai donné le présent. A Lyon, le 10 Décembre 1766. *Signé* PESTALOZZI, *Doyen du Coll. de Méd. de Lyon.*

Les Originaux de ces Certificats, & la Copie du Procès-verbal en forme probante, ont été déposés chez Me Bioche, Notaire à Paris, le vingt-un Février mil sept cent soixante-sept.

F I N.